Schlaglichter II – MS-Pflegekräfte im Einsatz für Patienten

Dr. Stefan Kurze
Merck Serono GmbH
Alsfelder Straße 17
64289 Darmstadt

„Stark machen – Hilfe leisten"

Bibliografische Information der Deutschen Bibliothek
Die Deutsche Bibliothek verzeichnet diese Publikation in der Deutschen Nationalbibliografie; detaillierte
bibliografische Daten sind im Internet über http://dnb.ddb.de abrufbar.

Springer Medizin © Urban & Vogel GmbH, München 2011
Urban & Vogel ist ein Unternehmen der Fachverlagsgruppe Springer Science+Business Media

Satz und Layout: Ute Schneider, www.u-s-design.com, München
Druck: fgb. freiburger graphische betriebe gmbh, www.fgb.de
Printed in Germany

ISBN 978-3-89935-271-9

Stefan Kurze (Hrsg.)

Schlaglichter II – MS-Pflegekräfte im Einsatz für Patienten

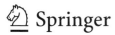

Inhalt

Anhang

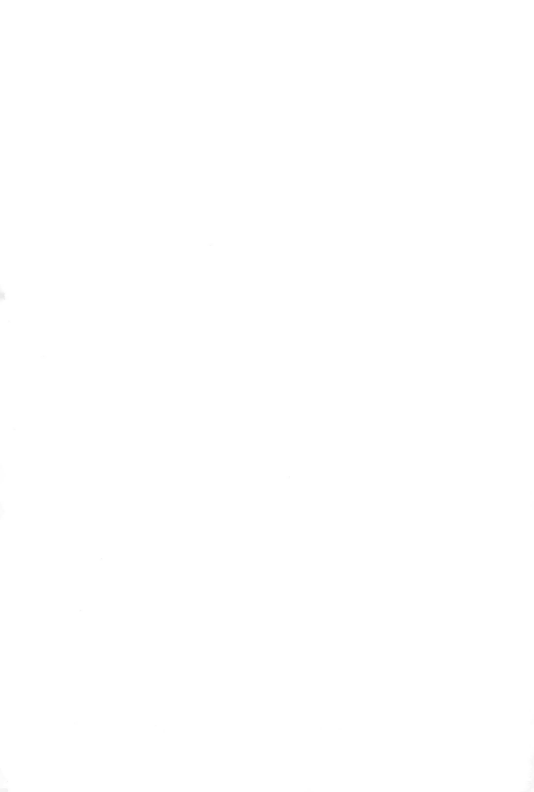

Vorwort

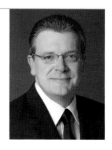

Sehr geehrte Damen und Herren,

Multiple Sklerose (MS) trifft Menschen zumeist im jungen Erwachsenenalter, also in einer Phase, in der die Weichen für das künftige Leben gestellt werden. Plötzlich auftretende Schübe und Beschwerden wie schlechtes Sehvermögen oder Blasenstörungen erschweren den Umgang mit der Krankheit. Manche bleiben jahrelang von größeren Einschränkungen verschont, andere wiederum leiden unter einem raschen Verlust zum Beispiel der Gehfähigkeit. Immer wieder müssen Patienten mit neuen Anforderungen an den Alltag zurecht kommen und sich mit dem schleichenden Verlust der Unabhängigkeit auseinandersetzen.

Trotz intensiver Bemühungen ist die Ursache der MS bislang nicht geklärt; ebenso wenig können wir die Erkrankung derzeit heilen. Der therapeutische Standard orientiert sich daran, die Behandlung möglichst früh zu beginnen und beständig fortzusetzen. Merck Serono hat in den letzten Jahren durch innovative Injektionshilfen, eine neue Darreichungsform und Dosiserweiterungen dazu beigetragen, die therapeutischen Möglichkeiten besser an die individuellen Bedürfnisse der Patienten anzupassen und die Behandlungsziele zu unterstützen.

Voraussetzung für eine wirksame, langfristige Behandlung ist ein starkes Bündnis zwischen Arzt und Patient. Dazu ist es wichtig, dass Patienten die Möglichkeiten, Wirkmechanismen und Nebenwirkungen unterschiedlicher Therapien kennen. Viele dieser Informationen vermitteln MS-Betreuer/innen; häufig werden sie dabei für Betroffene zu wichtigen Vertrauenspersonen und Freunden. Merck Serono hat dieses besondere Engagement zum dritten Mal mit der Auszeichnung zur „MS-Schwester des Jahres" geehrt. Die eindrucksvollsten Geschichten aus dem Alltag von MS-Betreuer/innen zum Thema MS und Behinderung sind in der neuen Ausgabe „Schlaglichter" gesammelt. Wir als forschendes pharmazeutisches Unternehmen haben aus den Erzählungen wichtige Impulse gewonnen. Ich wünsche mir, dass dieses Buch Patienten und Angehörigen beim Umgang mit der Erkrankung Mut macht.

Ihr

PD Dr. med. Sigbert Jahn

Medizinischer Direktor
Merck Serono GmbH

Darmstadt, im Juni 2011

Einführung

Der Umgang mit Behinderungen

Einem Menschen die Diagnose Multiple Sklerose (MS) mitzuteilen, ist immer ein besonders schwerer Schritt – egal, wie viele Jahre Berufserfahrung als Neurologe man hat. Im Gesicht des Gegenübers spiegeln sich sofort viele Fragen, Ängste und Unsicherheiten wider. Auch wenn es ein Trost ist, dass MS mittlerweile nicht zwangsläufig im Rollstuhl endet, so kann doch im Einzelfall niemand vorhersagen, mit welchen Einschränkungen der oder die Betroffene künftig leben muss.

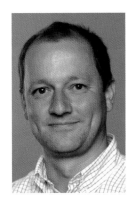

Dr. med. Stefan Ries

Trotz aller Fortschritte bei der Behandlung bleibt MS eine nicht heilbare Erkrankung. Zuverlässige Aussagen über den Krankheitsverlauf sind kaum möglich. Die Symptome fallen individuell unterschiedlich stark aus – je nachdem, wo in Gehirn und Rückenmark die Krankheitsprozesse ablaufen. Eine Schädigung der Sehnerven führt beispielsweise zu einer verschwommenen Sicht oder zu blinden Flecken. Treten Entzündungen im Rückenmark auf, kann es zu Muskelschwäche, Taubheit von Armen und Beinen sowie Lähmungen kommen.

Studiendaten und meine eigenen Erfahrungen zeigen, dass ein Großteil der Patienten ohne größere Behinderungen leben kann. Berufstätigkeit und Familienplanung sind häufig nicht beeinträchtigt. Bei ungefähr einem Drittel führt MS jedoch zu deutlichen Beeinträchtigungen, die meist mit Berufsunfähigkeit und oft auch Pflegebedürftigkeit einhergehen.

Das Hauptziel der heutigen Therapie ist, den Krankheitsverlauf günstig zu beeinflussen und Betroffene bestmöglich vor vorübergehenden oder bleibenden Behinderungen zu bewahren. Dafür ist es wichtig, frühzeitig mit der Behandlung zu beginnen. Die positiven Effekte einer Frühtherapie können allerdings nur auftreten, wenn MS-Betroffene von Anfang an aktiv an der Behandlung mitwirken und diese auch später konsequent fortführen. Gelingt dies, beispielsweise mithilfe von MS-Betreuer/innen, erleiden Patienten oftmals weniger Schübe und weniger Beeinträchtigungen.

Über mich:

1999 schloss ich meine Facharztausbildung zum Neurologen am Klinikum Mannheim ab. Seit 2000 betreibe ich zusammen mit fünf Kollegen eine neurologisch-psychiatrische Gemeinschaftspraxis in Erbach mit zweitem Standort in Groß-Umstadt (Odenwald). Jurymitglied bei dem Wettbewerb „MS-Schwester des Jahres" bin ich seit dem Start des Projekts im Jahr 2008. Es macht mir jedes Jahr viel Freude, zusammen mit den beiden anderen Jurymitgliedern die Einsendungen zu begutachten und besondere Beiträge – stellvertretend für die Arbeit aller MS-Betreuer/innen – öffentlich zu würdigen.

Nicht bei jedem Betroffenen gelingt es, schwerwiegende Behinderungen hinauszuzögern oder ganz zu stoppen. Doch jedes Stück Selbstbestimmung und Unabhängigkeit, das wir erhalten können, ist ein Gewinn an Lebensqualität. Wie Betroffene mit ihren Behinderungen umgehen und welche Unterstützung sie von Angehörigen und Betreuer/innen erfahren, darüber berichten die Geschichten in diesem Buch. Viel Freude bei der Lektüre!

Dr. med. Stefan Ries, Erbach

Vom Wettbewerb zum Buch

Speziell ausgebildete Betreuer/innen stehen Multiple Sklerose-Patienten als persönliche Ansprechpartner und Mittler zur Seite – zu Beginn der Basistherapie und in späteren Behandlungsstadien. Sie schulen die Patienten zu den Injektionssystemen, vermitteln Wissen und zeigen Wege auf, wie mit Nebenwirkungen in Absprache mit dem Arzt umzugehen ist. Darüber hinaus helfen sie bei allgemeinen Schwierigkeiten und motivieren ihre Patienten, die Behandlung dauerhaft fortzuführen. MS-Betreuer/innen erhalten Tag für Tag intensive Einblicke in das Leben von Betroffenen und ihren Angehörigen.

Die Jury des Wettbewerbs „MS-Schwester des Jahres"

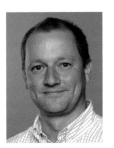

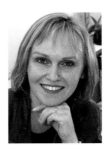

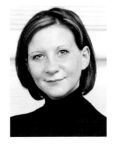

Dr. med. Stefan Ries
Facharzt für Neurologie
Neuro Centrum Odenwald
Erbach

Heike Ottow
Redakteurin der Fach-
zeitschrift „Heilberufe"
Berlin

Dominique Freitag
Junior Product Manager
Merck Serono
Darmstadt

MS-Schwester des Jahres

Dieses Engagement öffentlich zu würdigen, ist dem forschenden biopharmazeutischen Unternehmen Merck Serono ein großes Anliegen. Deshalb wurde vor drei Jahren der Wettbewerb „MS-Schwester des Jahres" ins Leben gerufen. Betreuer/innen, die eine Ausbildung im Rahmen des zertifizierten RebiSTAR-Programms absolviert haben, können seit 2009 jedes Jahr Beiträge aus ihrem Berufsalltag einsenden. Bei jedem Wettbewerb steht ein anderer Themenschwerpunkt im Mittelpunkt. Eine interdisziplinäre Jury wählt besondere Berichte aus, die dann an der Auslosung zur „MS-Schwester des Jahres" teilnehmen. Die öffentliche Ehrung der Preisträger findet im Rahmen des Kongresses der Deutschen Gesellschaft für Neurologie (DGN) statt. Daraus entstand die Idee, diese bemerkenswerten Geschichten Patienten, Angehörigen und anderen MS-Betreuer/innen in Form eines Buches zugänglich zu machen. Es gibt bereits ein erstes Buch mit dem Themenschwerpunkt „Therapietreue" (ISBN 978-3-89935-264-1).

Neue Schlaglichter

Im zweiten Buch der Reihe liegt der Fokus auf „Behinderungen". Im Rahmen der Ausschreibung zur „MS-Schwester des Jahres" 2010 waren MS-Betreuer/innen aufgerufen, Geschichten einzusenden, die sich mit folgenden Fragen beschäftigen: Wie gehen Betroffene mit einer eingeschränkten Bewegungsfreiheit um? Was leisten Angehörige, um Patienten die größtmögliche Unabhängigkeit zu sichern? Welche Unterstützung bieten MS-Betreuer/innen im Alltag und für spezielle Lebenssituationen bei Behinderung?

Jedes Patientenschicksal liefert wertvolle Einblicke, wie Menschen mit MS mit ihren Einschränkungen und Behinderungen zurecht kommen. Allgemeine Lösungsansätze liefert dieses Buch nicht – vielmehr will es wieder Mut machen, den Alltag auch mit MS so gut es geht zu meistern und positiv in die Zukunft zu blicken.

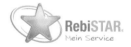

RebiSTAR – das Betreuungsprogramm für Multiple Sklerose-Patienten

Das RebiSTAR-Programm bietet Patienten einen persönlichen Betreuungsservice. Speziell ausgebildete Fachkräfte unterstützen Betroffene beim Umgang mit der Krankheit und der Spritzentherapie. Sie motivieren zur langfristigen Fortführung der Behandlung und helfen bei individuellen Fragen und Problemen im Alltag. Ergänzt wird das Betreuungsprogramm durch umfassende Serviceleistungen wie die Patientenzeitschrift „msdialog" und Informationsbroschüren.

Weitere Informationen zum RebiSTAR-Programm sowie zur zertifizierten Fortbildung zur MS-Betreuerin/zum MS-Betreuer gibt es auf der Internetseite **www.leben-mit-ms.de** oder unter der kostenlosen Infoline **0800 – 7 32 43 44**, die täglich von 7:30 Uhr bis 22:00 Uhr erreichbar ist.

Schlaglichter

Ziele setzen

In meinem Fall geht es um einen gerade erst elf Jahre alten Patienten, der bereits seit einem Jahr ein Basismedikament erhielt und noch keinen MS-Betreuer hatte. Als ich die Betreuung übernehmen sollte, musste ich zunächst lange überlegen, ob ich die Spritzenschulung eines Kindes annehmen kann. Bislang hatte ich keinerlei Erfahrung mit der Schulung von jugendlichen Patienten, bei der besondere Anforderungen an die Pflegekraft gestellt werden. Letztendlich entschied ich mich dafür, den Jungen zu unterstützen – und wurde im Nachhinein reich belohnt. Mittlerweile ist mir der kleine Max* richtiggehend ans Herz gewachsen: Die Art, wie er mit seiner Erkrankung und der damit verbundenen Therapie umgeht, macht

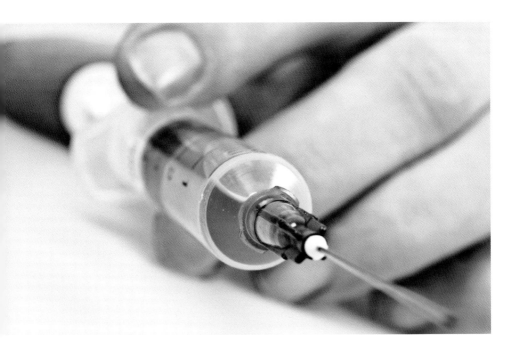

mich sehr stolz. Nur durch seine intensive Mitarbeit kann ich für ihn Stütze, wichtige Bezugsperson und Therapiehilfe zugleich sein.

Besonders beeindruckt mich sein Engagement bezüglich der Injektion mit einer Spritze, denn gerade diese kostet ihn extreme Überwindung. Auch wenn er noch Unterstützung durch meine führende Hand beim Einstich benötigt, so ist doch sein selbst gestecktes Ziel, auch diesen Vorgang einmal ganz alleine durchführen zu können.

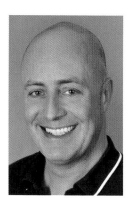

Mathias Bruns

Natürlich bevorzugt Max für die Medikamenteneinnahme eine Injektionshilfe, welche ja auch an manchen Körperpartien die einzige Möglichkeit zum Spritzen bietet. Dennoch konnte ich ihm verständlich machen, dass auch die klassische Injektion mit einer Spritze für den Fall der Fälle wichtig ist. Nachdem er bei einem Schub extrem schlechte Erfahrungen mit Thrombosespritzen im Krankenhaus gemacht hatte, fürchtete er sich besonders vor dieser Art der Injektion. Obwohl es ihn große Überwindung kostet, übt Max mittlerweile, die Selbstinjektion zu beherrschen, und ich unterstütze ihn dabei, so gut ich kann.

Mathias Bruns, Berlin
Alter: 42
Jahre als MS-Betreuer: 5
Ausbildung: Studium der Humanmedizin
bis zum 2. Staatsexamen,
medizinischer Fachangestellter
Name von der Redaktion geändert

13

Tabuthema Inkontinenz

Meine Patientin, über die ich hier berichten möchte, erhielt 2008 die Diagnose Multiple Sklerose. Durch die sofort eingeleitete Akuttherapie verschwanden die Symptome bald. Wir lernten uns im Rahmen des Schwesternservices kennen und seit diesem Zeitpunkt betreue ich Anja*. Problemlos konnte sie wieder in ihren Beruf, im Callcenter einer Bank, einsteigen und dachte kaum noch an ihre Krankheit. Nur das Spritzen dreimal pro Woche erinnerte sie daran. Sie lebte ihr gewohntes Leben ohne Komplikationen.

Während meiner Betreuung war zunächst nichts Auffälliges zu beobachten. Etwa ein Jahr nach Diagnosestellung telefonierten wir wieder miteinander. Sie berichtete mir von ihrem Leben mit MS und wie sie bis jetzt damit zurechtkam. Während des Gesprächs fragte ich Anja, ob sie nachts gut schlafe. Es war kurze Zeit still am anderen Ende der Leitung, dann fing sie an zu erzählen: „Na ja, ich muss oft auf die Toilette und dann dauert es, bis ich wieder einschlafen kann. So richtig ausgeschlafen bin ich nicht, wenn ich morgens zur Arbeit muss." – „Und wie ist es am Tag?", fragte ich. „Es ist schwierig, ich kann mir manches nicht mehr merken. Entweder ich vergesse es, oder ich konzentriere mich nicht richtig, weil ich Angst habe, dass ich bei einem Telefonat nicht jederzeit auf

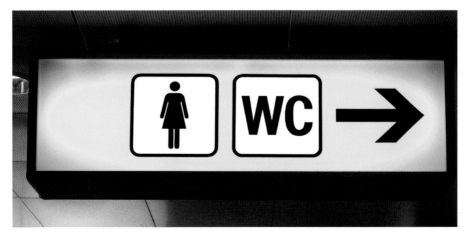

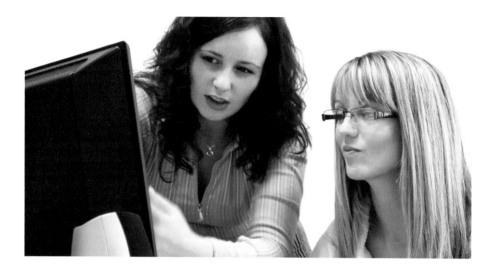

die Toilette kann und dadurch meine Kunden auf einen späteren Zeitpunkt vertrösten muss. Dieser plötzliche und unvermittelte Harndrang behindert mich. Konzentriertes Arbeiten im Beruf oder Freizeitaktivitäten sind kaum möglich, da ich immer wieder daran denken muss, es könnte gleich wieder so weit sein. Diese Angst, dass man es sehen oder riechen könnte, ist allgegenwärtig." Sie war den Tränen nah. Mir war dieses Problem aus meiner Arbeit bekannt. So konnte ich ihr fürs Erste ein paar kleine Tipps geben und vereinbarte mit ihr für die darauf folgende Woche einen persönlichen Termin.

Anja beschrieb mir ihren Tagesablauf an ihrem Arbeitsplatz und ihre alltäglichen Aktivitäten wie Einkaufen, Fitnessstudio oder auch Smalltalk mit Freunden. Ich bat sie darum, einen Termin beim Urologen zu vereinbaren, und erklärte ihr die unterschiedlichen Ursachen für Inkontinenz und die Auswirkungen der MS auf die Harnblase. Noch vor ihrem Arzttermin zeigte ich Anja im Internet, welche diskreten Hilfsmittel es bei Inkontinenz gibt. Dies zauberte ihr ein kleines Lächeln ins Gesicht und zeigte mir, dass sie froh war, mir von diesem Problem erzählt zu haben. Es ist sicherlich verständlich, dass Inkontinenz ein Thema ist, über das man weder mit Fremden noch mit Freunden gerne spricht. Die Behinderung im Alltag ist allgegenwärtig. Fast jeder kennt die unangenehme Situation,

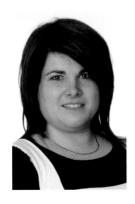

Mandy Decker

mit Harndrang in einer langen Schlange vor einer Toilette warten zu müssen – da werden Sekunden zu Stunden. Gesunde können den Harndrang meist noch eine Weile kontrollieren; bei Patienten mit Inkontinenz ist das kaum oder gar nicht möglich. Und nichts ist peinlicher als ein kleiner, für alle sichtbarer Fleck auf der Hose.

Ich wünsche Anja, dass ihr der Urologe helfen kann. Durch meine Information hat sie aber bis dahin nicht mehr so große Angst davor, es nicht auf's WC zu schaffen. Sie kann sich nun wieder viel besser konzentrieren; dies merken die Kunden ihrer Bank und natürlich auch ihre Freunde. Sie hat ein Stück Lebensqualität zurückgewonnen – trotz Multipler Sklerose.

Mandy Decker, Oelsnitz
Alter: 32
Jahre als MS-Betreuerin: 5
Ausbildung: Krankenschwester
Name von der Redaktion geändert

16

Multiple Sklerose im Bild

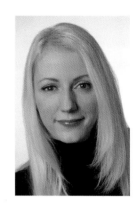

MS macht NIE Urlaub!

Michaela Graf

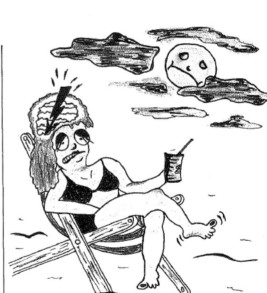

Michaela Graf, Nürnberg
Alter: 38
Jahre als MS-Betreuerin: 3
Ausbildung: Arzthelferin

Optimismus auf dem Laufsteg

Ich betreue eine berufstätige, 40-jährige Patientin, die seit mittlerweile fünf Jahren in Therapie ist. Claudia* ist verheiratet und hat zwei Kinder im Alter von 12 und 16 Jahren. Außer ihrem Mann weiß niemand von ihrer MS-Erkrankung, was sie fürchterlich unter Druck setzt. Zusätzlich pflegt sie ihre an Alzheimer erkrankte Mutter. Seitdem sich der Zustand der Mutter massiv verschlechtert hat, erleidet auch Claudia einen

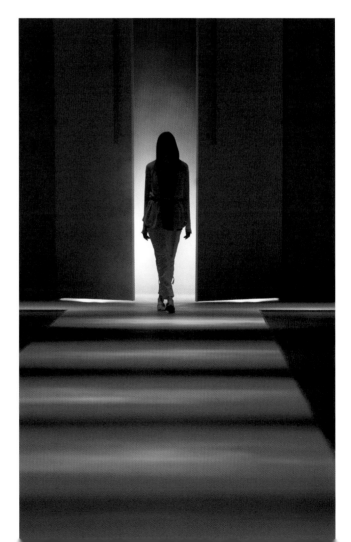

Schub nach dem nächsten. Ihre fortschreitende Behinderung beobachtet sie mit wachsendem Entsetzen und Angst. Kortison schlägt immer noch gut bei ihr an; am liebsten käme sie jede Woche wegen einer Infusion zu mir. Ihre größte Angst ist, es könnte jemand ihre Erkrankung bemerken. Deshalb erfindet sie immer neue Geschichten für Kolleginnen und auch ihre Kinder, warum sie gerade so schlecht läuft oder warum ihr so „schwindelig" ist. Stundenlange, intensive Gespräche mit ihr, Diskussionen, ob es nicht doch vielleicht besser wäre, sich gegenüber den Menschen in ihrer täglichen Umgebung zu „outen", hatten keinerlei Erfolg – sie sehe das zwar ein, aber jetzt sei einfach nicht der richtige Zeitpunkt dafür!

Da Claudia zunehmend auf alle körperlichen Symptome fixiert war, kam ich auf die Idee, es einmal mit einem leichten Stimmungsaufheller zu versuchen. Trotz anfänglichen Misstrauens hat sie das Medikament dann aber regelmäßig genommen. Seitdem besucht sie mich jede Woche, um wie auf dem Laufsteg einmal den Flur auf und ab zu gehen. Sie möchte mir damit demonstrieren, dass sie wieder besser laufen kann. Ich soll ihr jedes Mal bestätigen, es werde von Woche zu Woche besser. Auf der einen Seite ist dieses Verhalten entzückend, auf der anderen Seite aber auch unendlich traurig. Ich kann nur hoffen, dass dieser Optimismus bei Claudia noch lang anhält, und dass sie irgendwann bereit sein wird, sich von ihren enormen Lasten zu befreien.

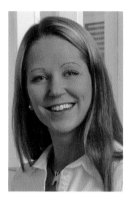

Anja Kanzler

Anja Kanzler, Schwabach
Alter: 34
Jahre als MS-Betreuerin: 8
Ausbildung: Arzthelferin
*Name von der Redaktion geändert

In Fahrradmontur
zum Beratungsgespräch

An einem sonnigen Wochentag fuhr ich ohne bestimmtes Ziel mit meinem Rennrad Richtung Oberpfalz. Der Weg führte mich in den kleinen Ort Postbauer-Heng, und da es nur noch einige Kilometer bis nach Neumarkt waren, fuhr ich dieses Ziel an. Nun war ich schon einige Stunden unterwegs und hatte nur zwei Trinkflaschen und einen Energieriegel dabei – langsam bekam ich Hunger. Ich hatte nicht daran gedacht, dass meine Radtour etwas länger werden könnte. Als ich dann noch bemerkte, dass ich ohne Bargeld unterwegs war, war ich alles andere als begeistert. Schließlich kam ich in Neumarkt an und dachte, was jetzt?

Nach kurzer Zeit fiel mir ein Straßenschild auf, weil hier eine Patientin von mir wohnt. Ich überlegte nicht lange und fuhr die Straße der angezeigten Richtung entlang, bis ich das Haus fand und läutete. Der Ehemann meiner Patientin öffnete die Tür und war zunächst sehr erstaunt, da ich kaum zu erkennen war in meiner Fahrradmontur. Herr S. war dann sehr erfreut, mich zu sehen und bat mich herein. Er wäre gerade am Kochen und ich könne gleich mitessen. Seine Frau würde jeden Augenblick vom Friseur zurückkommen, er müsse nur noch den Salat machen. Also holte ich den Salat aus dem Garten und fing an, ihn in der Küche zu waschen. Als Frau S. vom Friseur zurückkam, umarmte sie mich und freute sich sehr, dass ich spontan vorbeigekommen war. Ich erzählte kurz, dass ich mit dem Rad unterwegs sei und hier gehalten habe. Wir setzten uns zu einem leckeren Mittagessen auf die Terrasse, unterhielten uns über Gott und die Welt und schließlich auch über ihre Therapie. Vor zwei Monaten hatte ich ihr einen elektronischen Injektor vorgestellt. Diesen wollte sie jetzt gerne haben, da sie ebenfalls sehr viel mit dem Fahrrad unterwegs ist und man mit einem elektronischen Injektor viel mobiler sein kann. Ich verabschiedete mich von der Familie und bedankte mich für ihre Gastfreundlichkeit, worauf Frau S. erwiderte, dass ich jederzeit gerne vorbeikommen könne.

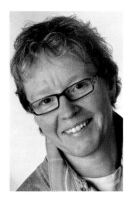

Bettina Krug

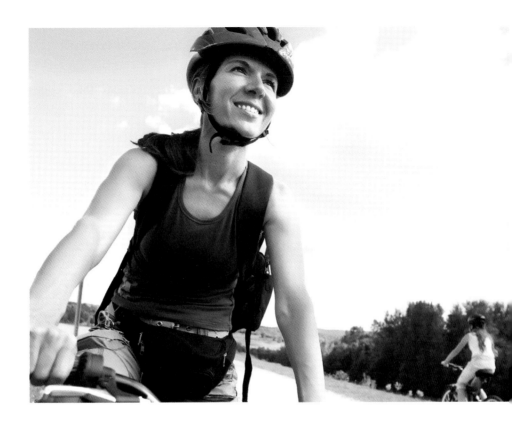

Diese Geschichte zeigt mir wieder einmal, dass es in unserem Beruf vor allem um die Menschen geht, die hinter der Erkrankung MS stecken. Im Laufe der Zeit bauen wir zu vielen Patienten eine persönliche Beziehung auf – nicht selten werden wir als enge Freunde betrachtet.

Bettina Krug, Rednitzhembach
Alter: 44
Jahre als MS-Betreuerin: 7
Ausbildung: Krankenschwester

Mut durch kleinen „Sonnenschein"

Häufige Fragen meiner Patienten sind: „Warum fühle ich mich so schlapp?", „Warum kann ich nicht mehr so weit laufen?", „Warum macht mir vieles nicht mehr so viel Spaß?".

Wo fängt eine Behinderung an? Jeder MS-Patient fühlt sich in irgendeiner Weise eingeschränkt und kann sein Leben nicht mehr so unbeschwert genießen wie bisher. Er erlebt ein Trauma – der eine mehr, der andere weniger – denn er weiß nie, wie es weitergeht. Ich versuche, meinen Patienten mit viel Verständnis zu zeigen, was sie alles können und was ihnen erhalten bleibt. Dann fällt es auch leichter, die Dinge zu akzeptieren, die vielleicht nicht mehr ganz so gut klappen.

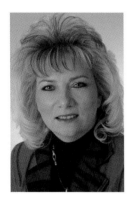

Karin Kuhl

Ich möchte von einem 30-jährigen MS-Patienten erzählen, den es von Anfang an sehr schlimm getroffen hat. Bereits kurze Zeit nach der Diagnosestellung bekam Stefan* mehrere schwere Schübe, von denen er sich nicht mehr völlig erholte. Das Laufen fiel ihm immer schwerer, sodass er seine Arbeit nicht mehr verrichten konnte. Schließlich saß er im Rollstuhl – der Albtraum jedes MS-Patienten. Der junge Mann lebte mit einer verständnisvollen Partnerin zusammen, er allerdings verstand die Welt nicht mehr. Jedes Mal, wenn ich ihn sah, las ich in seinen Augen „Warum ich?". Er war sachlich, etwas distanziert und man konnte ihm kein Lächeln abgewinnen. Aber Mitleid, das war mir klar, wollte er auch nicht. Wie sollte ich mit ihm umgehen, wie sollte ich ihm mein Verständnis deutlich machen? Er ließ niemanden wirklich an sich heran: Ich spürte, dass jede Bemerkung bezüglich seiner Erkrankung und Behinderung von ihm abgewehrt wurde und sei es nur, dass man ihm die Tür aufhalten wollte. Daraufhin fragte ich mich: Was macht diesen Menschen – neben seiner Erkrankung – noch aus, wie sieht sein Leben aus?

Im Laufe der Zeit war Stefan Vater geworden und irgendwann fasste ich den Entschluss, ihn darauf anzusprechen. Auf einmal sah ich ein Leuchten in seinen Augen: Die kleine Tochter war sein „Sonnenschein". Von Mal zu Mal erzählte er mir mehr von ihr, und ich lernte ihn dadurch als ganz anderen Menschen kennen. Er war viel aufgeschlossener, wir hatten ein gemeinsames Thema und ... er lächelte. Er ist ein sehr liebevoller Vater und versucht, alles für sein Kind zu ermöglichen. Dabei kann er seine Behinderung fast völlig vergessen. Ich freue mich heute auf jeden Kontakt mit ihm, weil ich spüre, dass er mehr und mehr in der Lage ist, dem Leben zu vertrauen und sich über die Dinge zu freuen, die sein Leben ausmachen. Er ist nicht mehr nur traurig über das, was er nicht mehr kann. Ich ermutige ihn zu allen Dingen, die er vorhat – sei es ein Winterurlaub oder ein Ausflug mit seiner Kleinen. Außerdem können wir nun über die Krankheit, die Therapie und die Möglichkeiten sprechen, die ihm helfen können, das Leben besser zu meistern. Ich bin heute richtig beeindruckt, wie er mit seiner Behinderung umgeht. Sicher wird es auch bei ihm Momente geben, in denen er traurig ist. Aber dann wird ihm sein „Sonnenschein" zeigen, dass ihm die Behinderung völlig unwichtig ist, denn die Tochter liebt ihren Papa so, wie er ist.

Karin Kuhl, Berlin
Alter: 48
Jahre als MS-Betreuerin: 12
Ausbildung: Arzthelferin
Name von der Redaktion geändert

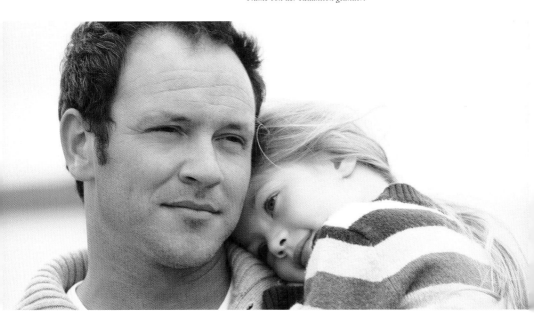

Motivation zum Durchhalten

Seit Therapiebeginn vor drei Jahren ist mein Patient schubfrei. Er stellte aber den Nutzen der Therapie in Frage, weil er auch nach all dieser Zeit unter Nebenwirkungen litt. Je nach psychischer Verfassung waren seine grippalen Erscheinungen so stark, dass sie seine Lebensqualität einschränkten. Hinzu kam, dass er bei Injektionen in Oberarm, Bauch und Oberschenkel über starke Schmerzen klagte. Deshalb nutzte er nur noch das Gesäß – aber auch dort bildeten sich bereits Verhärtungen.

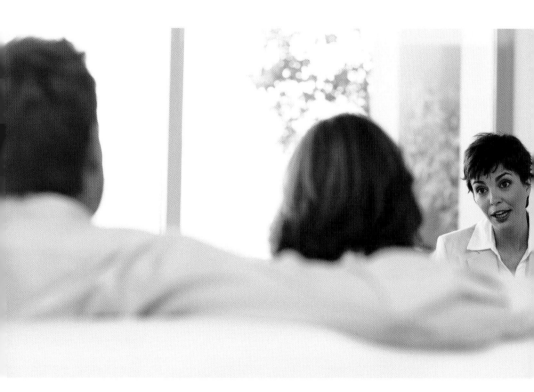

Ich stellte ihm einen neuen elektronischen Injektor vor, der durch seine individuellen Bedarfseinstellungen das Spritzen für ihn wieder attraktiver machen sollte. Mein Patient, anfangs skeptisch, wollte eigentlich aus Gewohnheit bei seiner bislang benutzten Injektionshilfe bleiben. Nach einer Probeinjektion in den Oberarm war er aber bereit zu wechseln.

Um der Spritzenmüdigkeit entgegenzuwirken und um seine psychische Situation zu verbessern, führten wir in den letzten drei Jahren viele lange Gespräche, bei denen auch immer seine Ehefrau mit dabei war. Unsere Gespräche, die Umstellung auf einen elektronischen Injektor, aber auch die Unterstützung seiner Ehefrau führten dazu, dass es meinem Patienten heute wieder besser geht. Er kann wieder mehr Injektionsstellen nutzen und auch das gute Gefühl, etwas gegen Multiple Sklerose tun zu können, ist zurückgekommen.

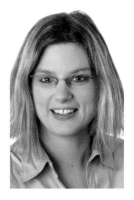

Simone Miegel

Simone Miegel, Wendelstein
Alter: 32
Jahre als MS-Schwester: 4
Ausbildung: Krankenschwester

25

Problem gelöst

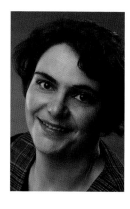

*Birgit Neumann-
Spaniol*

In meiner Zeit als MS-Schwester habe ich erkannt, dass Personen, die bereits eine deutliche Behinderung haben, meist einen längeren Verlauf hinter sich haben. Sie haben sich mit ihrer Erkrankung schon länger auseinandergesetzt, kennen ihre „Schwachstellen" und haben sich besser mit der Krankheit arrangiert. Natürlich gibt es auch bei diesen Patienten immer wieder Phasen der Niedergeschlagenheit, wenn ein neuer Schub aufgetreten ist, aber sie sind auch schneller wieder stabil. Vor allem gelingt dies Patienten, die akzeptiert haben, dass sie unter einer chronischen Erkrankung leiden und die mit diesem Wissen das Beste für sich erreichen wollen. Diese Patienten sind in der Therapie am stabilsten. Auch wenn sie Rückschläge erfahren, wissen sie, dass es ohne Therapie noch schlechter um sie bestellt sein könnte. In dieser Phase ist es wichtig zu vermitteln, dass sie bisher alles richtig gemacht haben.

Ist eine gewisse Akzeptanz der Erkrankung nicht erreicht, ist die Therapie meist noch schwierig. Die Hoffnung, „es ist vielleicht ja alles ein Irrtum" oder „ich werde bestimmt bald wieder ganz gesund" oder das Verlangen, das alles einfach zu ignorieren, ist so groß, dass diese Patienten noch nicht an einer fundierten Therapie interessiert sind. Diese Phase finde ich am schwierigsten – hier ist viel Zeit notwendig. In dieser Anfangszeit der Betreuung ist es wichtig, diese Akzeptanz zu erreichen, aber auch eine realistische Zuversicht zu vermitteln. Ebenso muss man die Maßnahmen darstellen, die sich bewährt haben. Hier setzt die medikamentöse Therapie an. Die Behandlung muss als ein Instrument verstanden werden, das genutzt werden kann, um den bestmöglichen Krankheitsverlauf zu erzielen. Es ist wichtig, den Patienten zu überzeugen anstatt zu überreden. Er muss sich gemeinsam mit seinem Arzt für die Therapie entscheiden.

Erzählen möchte ich noch vom Besuch bei einer jungen Patientin, die sich schon in Therapie befand, aber aufgrund von Hautproblemen eine Schulung mit einem elektronischen Injektor bekommen sollte – ein Routinebesuch, dachte ich. Ich erschien zum vereinbarten Termin und begann, nach der Begrüßung meine Schulungsutensilien auszupacken. Eher beiläufig fragte ich, ob ansonsten alles in Ordnung sei oder ob sie Fragen habe. Ein Blick in ihr Gesicht ließ mich erschrecken: Der jungen

Frau liefen Tränen über das Gesicht. Verschämt versuchte sie, dies zu unterbinden, doch je mehr sie es versuchte, desto weniger gelang es ihr. Ich legte alles beiseite und sagte ihr, sie solle sich nicht schämen und es sei in Ordnung, wenn sie weinen würde. Es könne befreien; sie dürfe mir gerne erzählen, was sie auf dem Herzen habe. So erfuhr ich über private und berufliche Probleme, die sie quälten, und zudem, dass sie schon lange ein schlechtes Gewissen habe, da sie sich aufgrund ihrer Probleme und der Hautirritationen nur unregelmäßig spritzen würde.

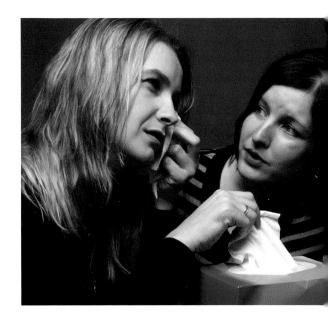

Im Gesprächsverlauf wurde sie ruhiger und konnte sogar wieder lächeln. Ich hatte Verständnis für ihre Probleme und für eines davon – das unregelmäßige Spritzen – eine Lösung. Erst ab diesem Moment war sie überhaupt aufnahmefähig. Es gelang eine gute Schulung. Ich hatte das Gefühl, mich von einer deutlich entlasteten Patientin zu verabschieden, da sie nun zumindest eines ihrer Probleme in den Griff bekommen konnte. Spätere Telefonate bestätigten mir dies. Ich möchte mit dieser Erzählung deutlich machen, dass es oft die kleinen, leisen Geschichten sind, die uns aufhorchen lassen sollten, die noch „unsichtbaren" Probleme, die später zu großen anwachsen können. Ich wünschte, es gäbe mehr Plätze für Gruppentherapien ohne endlose Wartezeiten – denn nur Patienten, die eine stabile Psyche besitzen, haben die Ressourcen, in einer langfristigen medikamentösen Therapie zu bleiben.

Birgit Neumann-Spaniol, Sinntal
Alter: 47
Jahre als MS-Schwester: 8
Ausbildung: Arzthelferin

Gestern und heute

Schon als kleines Mädchen war ich regelmäßig mit MS-Patienten in Rollstühlen und mit Gehhilfen konfrontiert. Für mich waren sie ganz alltäglich, da die neurologische Klinik in meinem Wohnort liegt. Jedes Jahr zur Karnevalszeit – ich wurde mit sechs Jahren Mitglied in einem Verein – zog ich mit der Garde in diese Klinik, um gemeinsam mit den Patienten einen Nachmittag lang zu feiern. Fast alle saßen in Rollstühlen, bekamen ihr Essen und Trinken angereicht und auch sonst jede erdenkliche Hilfe von scheinbar unsichtbaren Händen. Einige Patienten sprachen unverständlich, manche waren so eingeschränkt, dass sie nicht einmal klatschen konnten. Aber alle lächelten und lachten. Auch in der Messe sah man sie – in Betten, in Rollstühlen, mit Gehhilfen.

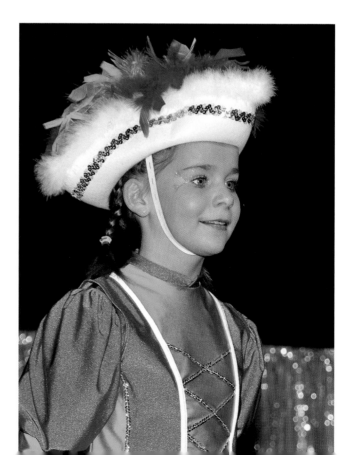

Ein bisschen älter und ein bisschen reifer, durfte ich als Sonntagshelferin alle 14 Tage die Pflegekräfte unterstützen: Kleinigkeiten erledigen, die den Alltag der Patienten erleichterten, ihnen ein wenig unserer Zeit schenken.

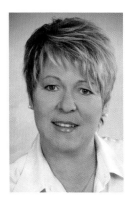

Hier in der Klinik absolvierte ich auch mein soziales Jahr. Ich arbeitete in der Pflege und der Physiotherapie. Dabei bekam ich wertvolle Einblicke in den Alltag der MS-Patienten: Ich sah die Einschränkungen der Sprache, der Bewegungsabläufe und des Gedächtnisses. Ich lernte viel über Lähmungserscheinungen und wie bei Spastiken zu reagieren ist. Ich sah häufig den schleichenden körperlichen und auch geistigen Verfall, der mit der Krankheit einhergeht. Aber ich sah auch Lebenswillen, Stärke und Lebensfreude. Ich hörte Lachen und sah den Mut, weiterzumachen. Den Mut, jedem Tag etwas Gutes oder Schönes zu entlocken, den Mut, Hilfe anzunehmen und Danke zu sagen.

Gitta Sassen

Seit 15 Jahren bin ich nun in einer neurologischen Praxis tätig. Ich sehe das Gestern und das Heute. Und was ich sehe, ist positiv. Die Zahl der Menschen mit MS nimmt zwar augenscheinlich zu – was vor allem den verbesserten Diagnosemethoden geschuldet ist – gleichzeitig sinkt die Zahl der Betroffenen, die auf Rollstühle angewiesen sind. Ich sehe bei jungen wie alten Patienten viel weniger Behinderungen als früher. Unsere Patienten sind Menschen, die ein (fast) normales Leben führen können, dürfen und sollen: Arbeiten, Sport treiben, Urlaub machen – kurz „Leben, Lieben, Lachen" – oft über eine lange Zeit. Dies alles dank der heutigen Therapiemöglichkeiten und Optionen, die in den letzten Jahren und Jahrzehnten durch die Forschung und Erfahrungen mit der Behandlung hinzugekommen sind. Erreicht wurde ein gewisses Maß an Normalität und Stabilität für das Alltagsleben eines MS-Patienten – durch die frühe und konsequente Behandlung, die Einbeziehung aller Lebensbereiche und das Ausschöpfen der vorhandenen Ressourcen.

Und ich sehe den Mut. Mut, sich der Krankheit zu stellen und zu leben.

Gitta Sassen, Asbach
Alter: 49
Jahre als MS-Schwester: 15
Ausbildung: Krankenschwester

Höhen und Tiefen

In den Sommermonaten arbeite ich auf einer abgelegenen Alm als Sennerin, weit oberhalb des Königssees. Zu dieser Alm führt eine schmale Forststraße hinauf, die häufig von Mountainbike-Fahrern genutzt wird. Regelmäßig kann ich beobachten, wie sich die Radfahrer die 1.100 Höhenmeter hinaufquälen. Oben angekommen, schauen sie oft nur kurz auf die Uhr, um zu kontrollieren, wie lange sie für die Fahrt gebraucht haben. Danach geht es gleich wieder rasant den Berg hinab. Es bleibt keine Zeit, eine Rast einzulegen oder das wunderbare Alpenpanorama zu genießen.

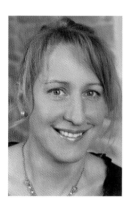

Sabine Staller

Im Zuge meiner Arbeit als MS-Schwester erfuhr ich schon bald, dass früher zu diesen ambitionierten Mountainbike-Fahrern auch eine meiner jetzigen MS-Patientinnen zählte, die ich seit zwei Jahren betreue. Obwohl die Diagnose schon viel eher vorlag, konnte sie sich erst nach etlichen Jahren dazu überwinden, eine Spritzentherapie zu beginnen. Der verzögerte Behandlungsbeginn trug mit dazu bei, dass die Erkrankung bei ihr schnell fortschritt und ihre Leistungsfähigkeit einschränkte. Die Fahrt hinauf auf die Alm ist für sie mittlerweile zu anstrengend geworden. Doch es blieb ein häufiges Thema in unseren Gesprächen.

Bei meinem letzten Besuch war sie sehr traurig über diese Einschränkung und sprach viel über die Zeit, in der sie mit dem Rad noch die Alm hinauffahren konnte. Spontan bot ich ihr daraufhin an, sie mit einem Geländewagen mit auf die Alm zu nehmen, damit sie wieder einmal die herrliche Aussicht genießen könne. Das Angebot nahm sie freudestrahlend an.

Als wir dann zusammen hinauffuhren, sah ich, wie sie das Bergpanorama mit Blicken aufsog und die Schönheit der Natur bewunderte. Früher als Radfahrerin, so erzählte sie im Auto, hatte sie überhaupt keinen Blick und keine Zeit dafür. Wir saßen dann noch zusammen auf der Alm und genossen eine gemütliche Brotzeit vor der Almhütte. Die Patientin erzählte mir mit glänzenden Augen, dass sie noch nie ein so unbeschreibliches Glücksgefühl wie hier oben erlebt hatte. Bislang war ihr gar nicht bewusst gewesen, wie schön es an ihrer früheren „Zielankunft" war, damals zählten bei ihr immer nur Leistung und Zeit. Eine Stunde saßen wir wortlos einfach nur so da und beobachteten, wie der Nebel durchs Tal zog und die Sicht auf die Häuser freigab. Ich hatte schon lange nicht mehr einen so glücklichen Menschen erlebt.

Sabine Staller, Piding
Alter: 39
Jahre als MS-Schwester: 6
Ausbildung: Medizinische Fachangestellte

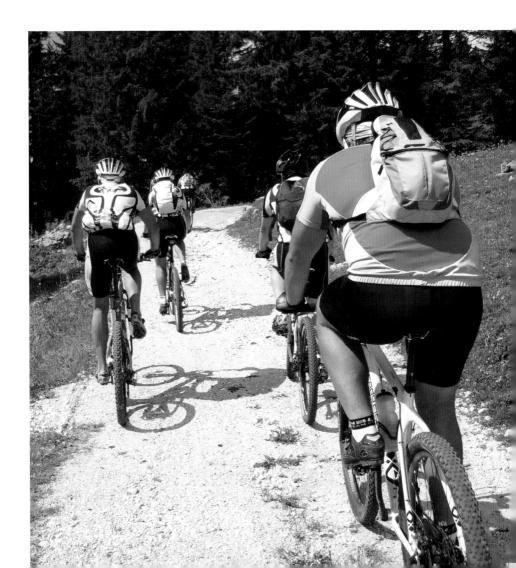

Abitur mit MS?!

Schon beim Betreten der Wohnung bemerkte ich die gedrückte Stimmung im Haus meiner neuen Patientin Julia*. Ihre Mutter öffnete mir die Tür und führte mich zu der 18-jährigen Tochter.

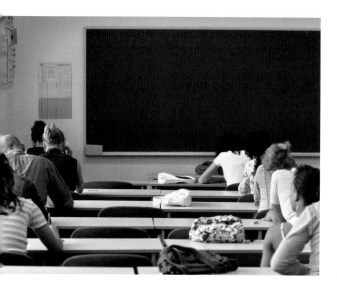

Dabei erklärte sie mir kurz, dass es Julia nicht gut gehe und sie unter einer Grippe leide. Die junge Patientin saß dabei apathisch in ihrem Zimmer. Nach einem kurzen Gespräch wurde mir klar, dass das Mädchen zwar auf eine Interferon-Behandlung eingestellt war, aber keine näheren Informationen zu möglichen Nebenwirkungen oder ähnlichem erhalten hatte. Nachdem ich meine Patientin über weitere Details zur Therapie aufgeklärt und ihr den richtigen Umgang beim Spritzen des Interferons erläutert hatte, ließ mich das Gefühl nicht los, dass noch mehr Probleme im Raum standen. Ganz vorsichtig entwickelte ich unser Gespräch in eine andere Richtung, und die junge Frau erzählte mir eine ergreifende Geschichte.

Den ersten Schub hatte Julia mit 13 Jahren, dieser wurde damals aber nicht als solcher erkannt. Erst zwei Monate vor meinem Besuch, nach einem erneuten Schub und dem darauffolgenden Krankenhausaufenthalt, erhielt sie die Diagnose MS. Nach einer Kortisontherapie wurden Rehabilitationsmaßnahmen eingeleitet, und sie wurde kurz darauf auf die Interferon-Behandlung eingestellt.

Als sie wieder nach Hause kam, wollte sie sofort zurück in die Schule. Das Abitur zu machen und danach zu studieren war ihr größter Wunsch. Völlig unerwartet bat allerdings zunächst der Schulleiter die Familie zu einem Gespräch in sein Büro. Dort teilte er der Patientin mit, dass es nach seiner

Ansicht keinen Sinn mehr für sie machen würde, noch weiter zur Schule zu gehen, da das laufende Schuljahr bereits fast beendet sei. Zu viel Lehrstoff hätte sie versäumt, und ein Wiederholungsjahr einzulegen bringe auch nichts, da sie mit ihrer Krankheit ohnehin keine Aussichten auf einen Studien- oder Ausbildungsplatz hätte. Vielmehr riet ihr der Schulleiter, sich von der Schule abzumelden und sich stattdessen im Berufskolleg einzuschreiben. Dort wäre das Niveau nicht so hoch. Er empfahl ihr noch, am besten gleich einen Behindertenausweis zu beantragen, um sich rechtzeitig finanzielle Unterstützung zu sichern.

Ohne Beistand von Dritten und ohne seriöse Beratung zur Erkrankung wussten die Eltern nicht weiter und meldeten ihre Tochter vom Gymnasium ab. Erwartungsgemäß war Julia dadurch sehr niedergeschlagen und sah keine Zukunftsperspektive mehr für sich. Ihre Gedanken kreisten nur darum, zu welchem Zeitpunkt sie im Rollstuhl sitzen und das Leben an ihr vorbeiziehen würde. Ich versuchte, so gut es ging, sie aufzubauen und ihr Mut zu machen. Auf meinem Heimweg ließ mich die Geschichte nicht los und ich wurde richtiggehend wütend auf den Schulleiter. Am liebsten wäre ich persönlich zu ihm gefahren und hätte ihm meine Meinung gesagt; ich sah aber ein, dass das wenig professionell gewesen wäre. Ich holte mir Rat bei einer Betroffenen im ähnlichen Alter, die bereits einige Erfahrungen mit Rechtsfragen rund um die MS gesammelt hatte. Es kam zu einem Treffen zwischen den beiden, und auch die Mütter verabredeten sich. Wir treffen uns seitdem regelmäßig und versuchen immer wieder, Julia soweit aufzubauen, dass sie die Schule doch noch mit dem Abitur abschließen und studieren kann.

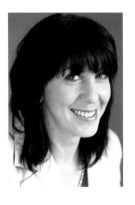

Marienka Valpotic

Mittlerweile weiß ich, dass der Schulleiter selbst eine Tochter mit MS hat. Bei Diagnose und Therapieeinstieg waren bei ihr leider viele Fehler gemacht worden, sodass aus seinen Äußerungen gegenüber meiner Patientin vor allem Frust und Enttäuschung sprachen.

Marienka Valpotic, Schwaikheim
Alter: 43
Jahre als MS-Betreuerin: 3
Ausbildung: Krankenschwester
*Name von der Redaktion geändert

Anhang

Ergebnisse einer Umfrage unter Neurologen 2010 zum Thema „Behinderung bei MS"

Die Gesellschaft für Konsumforschung (GfK) befragte im Auftrag von Merck Serono 100 Neurologen zum Thema Multiple Sklerose und Behinderungen. Die Erhebung wurde mit zufällig ausgewählten Fachärzten telefonisch durchgeführt.

Fast die Hälfte (43 Prozent) der befragten Neurologen sprechen das Thema „Behinderung" in der Regel erst an, wenn die ersten Verschlechterungen auftreten. Mehr als ein Viertel (29 Prozent) tut dies bereits direkt nach der Diagnosestellung, und fast genauso viele (28 Prozent) gaben an, dass das Thema meist vom Patienten angesprochen wird (**Abb. 1**). Bei der Frage, welche Behandlungsziele bei der Wahl der Therapie entscheidend sind, wurden besonders häufig die Verlangsamung der Behinderungsprogression (97 Prozent), die Reduktion der Schubrate (90 Prozent) und die Verbesserung der Lebensqualität (84 Prozent) genannt (**Abb. 2**).

Früher Therapiebeginn wichtig

Experten sind sich einig, dass eine Basistherapie möglichst früh einsetzen sollte, um das Fortschreiten von Behinderungen zu verzögern. Dies sehen auch die meisten Neurologen so: Für zwei Drittel (65 Prozent) ist der Therapiebeginn nach dem ersten Schub zusammen mit einem positiven MRT*-Befund ratsam, für 25 Prozent ist dies nach dem ersten Schub und für 10 Prozent erst nach zwei Schüben angezeigt (**Abb. 3**). Die Einschränkung der Gehfähigkeit stellt nach Ansicht von zwei Drittel der Befragten sowohl im Berufsalltag als auch in der Freizeit die größte Belastung für die Patienten dar. Mit großem Abstand folgen kognitive Defizite (Berufsalltag: 24 Prozent; Freizeit: 14 Prozent) und Blasenfunktionsstörungen (Berufs-

*MRT = Magnetresonanztomographie

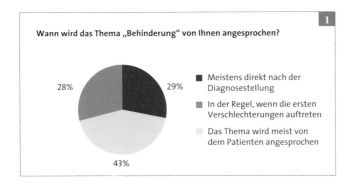

Wann wird das Thema „Behinderung" von Ihnen angesprochen?

- 29% ■ Meistens direkt nach der Diagnosestellung
- 28% ■ In der Regel, wenn die ersten Verschlechterungen auftreten
- 43% ▢ Das Thema wird meist von dem Patienten angesprochen

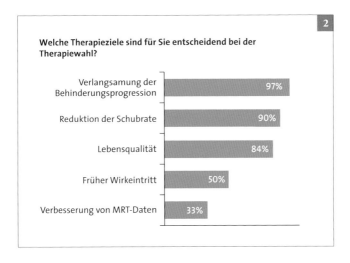

Welche Therapieziele sind für Sie entscheidend bei der Therapiewahl?

- Verlangsamung der Behinderungsprogression — 97%
- Reduktion der Schubrate — 90%
- Lebensqualität — 84%
- Früher Wirkeintritt — 50%
- Verbesserung von MRT-Daten — 33%

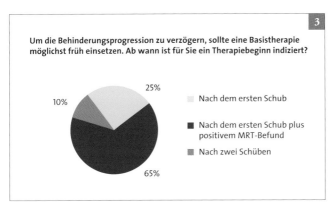

Um die Behinderungsprogression zu verzögern, sollte eine Basistherapie möglichst früh einsetzen. Ab wann ist für Sie ein Therapiebeginn indiziert?

- 25% ▢ Nach dem ersten Schub
- 65% ■ Nach dem ersten Schub plus positivem MRT-Befund
- 10% ■ Nach zwei Schüben

35

alltag: 8 Prozent; Freizeit: 16 Prozent). Sexuelle Funktionsstörungen bilden in dieser Bewertung das Schlusslicht: Nur 6 Prozent glauben, dies sei die größte Belastung für ihre MS-Patienten (**Abb. 4**).

Kooperation mit anderen Fachrichtungen

In den Praxen der befragten Neurologen werden im Durchschnitt 27 Patienten mit schubförmiger MS und schweren Behinderungen betreut. Die Schwankungsbreite ist enorm und reicht von einem bis zu 150 betreuten Patienten pro Praxis (**Abb. 5**). Weil die Behinderungen bei MS die verschiedensten Organe und Funktionssysteme betreffen können, gibt es bei der Behandlung von MS-Patienten viele Berührungspunkte mit anderen Facharztgruppen. In der Umfrage gaben zwei Drittel der Neurologen an, so oft wie möglich und nötig mit den entsprechenden Fachärzten zu kooperieren. Nur ein Drittel tut dies selten und nur bei besonders schweren Behinderungen (**Abb. 6**).

Fazit: Behinderungen im Fokus

Die Umfrage zeigt, dass das Thema „Behinderungen" im Zusammenhang mit Multipler Sklerose sowohl für Patienten als auch für Neurologen im Vordergrund steht. Für Neurologen ist es wichtig, MS-Patienten frühzeitig zu therapieren; nur so kann aus Sicht der Experten das Fortschreiten von Behinderungen langfristig hinausgezögert werden.

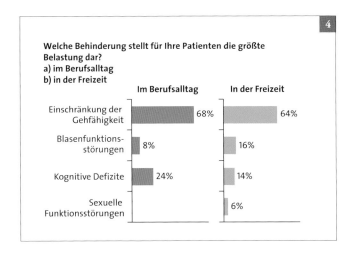

4

Welche Behinderung stellt für Ihre Patienten die größte Belastung dar?
a) im Berufsalltag
b) in der Freizeit

	Im Berufsalltag	In der Freizeit
Einschränkung der Gehfähigkeit	68%	64%
Blasenfunktions- störungen	8%	16%
Kognitive Defizite	24%	14%
Sexuelle Funktionsstörungen		6%

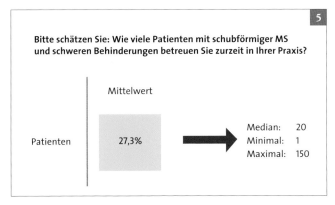

5

Bitte schätzen Sie: Wie viele Patienten mit schubförmiger MS und schweren Behinderungen betreuen Sie zurzeit in Ihrer Praxis?

Mittelwert

Patienten   27,3%

Median: 20
Minimal: 1
Maximal: 150

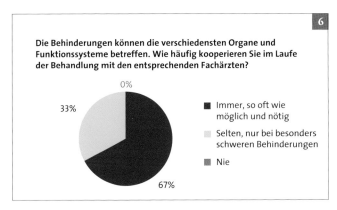

6

Die Behinderungen können die verschiedensten Organe und Funktionssysteme betreffen. Wie häufig kooperieren Sie im Laufe der Behandlung mit den entsprechenden Fachärzten?

0%
33%
67%

■ Immer, so oft wie möglich und nötig

☐ Selten, nur bei besonders schweren Behinderungen

■ Nie

37

Notizen